Comment perdre la graisse du ventre En français/ How To Lose Belly Fat In French:

Un guide complet pour perdre du poids et obtenir un ventre plat

difficultés ou des dommages qui pourraient leur arriver après avoir pris les informations décrites ici.

En plus, les informations contenues dans les pages ont des raisons informatives uniquement et doivent donc être considérées comme universelles. Les informations présentées sont sans assurance quant à leur validité continue ou à leur qualité provisoire. Les marques de commerce mentionnées sont faites sans autorisation écrite et ne peuvent en aucun cas être considérées comme une approbation du titulaire de la marque

Table des matières

Introduction

Félicitations pour le téléchargement de Comment perdre du gras du ventre: un guide complet pour perdre du poids et obtenir un ventre plat et merci de l'avoir fait.

Les chapitres suivants aborderont les meilleures pratiques nécessaires pour perdre du poids, se mettre en forme et vivre une vie plus saine. Il n'y a pas de gadgets ici. Avec un travail acharné et de la détermination, vous pouvez avoir un ventre plat avant de le savoir!

Il existe de nombreux livres sur ce sujet sur le marché, merci encore d'avoir choisi celui-ci! Tous les efforts ont été faits pour qu'il contienne autant d'informations utiles que possible, profitez-en!

Chapitre 1: Bienvenue

Tout le monde a quelque chose à changer dans son physique. Seulement 8% des Américains se sentent satisfaits de leur personnalité physique, alors gardez à l'esprit que vous n'êtes pas seul dans ce voyage vers une version plus maigre de vous. En fait, aux États-Unis, plus de 50% des hommes et 70% des femmes entre 50 et 79 ans souffrent d'une maladie connue sous le nom d '«obésité abdominale». Quel que soit votre âge, la prise de poids est devenue une épidémie au 21e siècle. Cela est dû au fait que nous sommes entourés d'aliments transformés riches en graisses qui sont facilement disponibles à tout moment, de jour comme de nuit. En tant qu'adultes occupés, il peut être difficile de se concentrer sur certains des aspects les plus importants de notre vie, comme notre santé. Il est facile de se laisser prendre aux priorités quotidiennes. Ensuite, nous oublions ce qu'il faut pour atteindre et maintenir une alimentation saine et un régime d'exercice. Cela est particulièrement vrai lorsqu'il s'agit de graisse du ventre. Il peut être difficile de lutter contre la tentation d'une nourriture pratique et savoureuse, mais avec le bon état d'esprit, tout est possible.

Comme nous le savons, toute graisse indésirable est considérée comme un obstacle, mais la graisse du ventre peut être particulièrement difficile à éliminer. La graisse du ventre peut être plus qu'un simple ennui disgracieux, cependant. C'est aussi incroyablement mauvais pour votre santé. La graisse du ventre, également appelée graisse viscérale, est un facteur de risque important pour les accidents vasculaires cérébraux, le diabète de type 2, les maladies cardiaques et l'hypertension artérielle. La graisse viscérale fait référence à la graisse qui s'accumule profondément sous votre peau. Il se trouve juste au-dessus de vos muscles abdominaux, ce qui rend difficile de les sentir ou de les voir. La plupart des organismes de santé utilisent l'IMC (indice de masse corporelle) pour prédire le risque de maladies liées aux graisses et déterminer votre poids. Vous pouvez calculer votre IMC de deux manières différentes. Vous pouvez trouver des calculatrices pour déterminer votre IMC en ligne, ou vous pouvez diviser votre poids en kilogrammes par votre taille en mètres carrés. Un IMC de 27,3 est considéré comme un surpoids pour les femmes, et un IMC de 27,8 est considéré comme un surpoids pour les hommes. Ne laissez pas les chiffres vous intimider. Quel que soit votre IMC, vous avez pris la bonne décision pour avoir un abdomen fabuleusement coupé et un mode de vie plus sain.

Il est facile de croire que la graisse du ventre est la graisse la plus tenace à vaincre. C'est quelque chose que la plupart d'entre nous connaissent depuis des années, mais pourquoi est-il si difficile de descendre et de ne pas s'en tenir? Les scientifiques affirment que la graisse du ventre est plus difficile à déplacer que toute autre partie du corps. En effet, les cellules graisseuses de l'abdomen ne répondent pas aussi rapidement au processus de combustion des graisses appelé lipolyse. Combinez cela avec un emploi du temps chargé et une quantité infinie d'options malsaines, et vous avez une graisse du ventre tenace qui semble impossible à perdre.

Bien sûr, suivre un régime n'est pas le seul élément pour donner un coup de pied à la graisse. L'exercice joue un rôle important dans la combustion des graisses et la construction musculaire. Indépendamment de ce que vous voyez en ligne, faire 100 redressements assis par jour ne vous donnera pas un ventre plat. Même les machines abdominales de pointe que vous voyez dans les infopublicités de fin de soirée ne vous donneront pas les résultats que vous recherchez sans aide. Honnêtement, la combinaison d'un régime alimentaire cohérent et de l'exercice est le seul moyen d'atteindre le corps dur comme le roc que vous envisagez depuis des années. N'oubliez pas que le régime alimentaire et l'exercice ne doivent pas nécessairement être ennuyeux. Trouvez une activité que vous aimez et des aliments que vous aimez pour faciliter la transition. Même le recrutement d'un ami pour vous accompagner dans le voyage peut transformer une corvée en un moment formidable! Heureusement pour vous, cette guilde vous fournira toutes les connaissances nécessaires pour réussir votre nouveau régime et votre nouvelle routine d'exercice.

Maintenant, je sais ce que vous pensez. Nous avons tous vu ces régimes qui prétendent être la solution miracle à vos problèmes de perte de poids. Ils impliquent généralement des méthodes peu orthodoxes telles que le régime liquide ou le régime «fou du chou». Même s'il y a des centaines, des centaines de régimes à la mode qui circulent dans les médias qui prétendent vous rendre maigre du jour au lendemain, vous finissez toujours par être déçu et affamé. Malheureusement, il n'y a pas de solution magique pour perdre la graisse du ventre cachée dans ce livre. Comme la plupart des choses, la récompense de votre corps parfait viendra du travail acharné et de la cohérence. S'attaquer à ce changement de mode de vie ne sera pas une promenade dans le parc, mais le plus difficile est de prendre la décision de faire le premier pas. Prenez un moment pour vous féliciter de vous être engagé pour une forme plus en forme, plus heureuse!

Quel que soit votre niveau d'expérience en matière de régime et d'exercice, *Comment perdre de la graisse du ventre: un guide complet pour perdre du poids et obtenir un ventre plat* vous apprendra les principes fondamentaux de la perte de poids et de son maintien. Que vous essayiez de retrouver cette silhouette sexy ou de perdre du poids pour rentrer dans la robe parfaite pour une occasion spéciale, ce guide vous donnera les informations dont vous avez besoin pour atteindre vos objectifs et avoir l'air fantastique tout en le faisant! En parcourant le livre, vous verrez que nous avons décomposé les éléments d'un mode de vie sain axé sur l'élimination de la graisse viscérale. Nous l'avons réduit à des sections simples et faciles à suivre qui vous garderont motivé et engagé. Vous apprendrez les principes fondamentaux de la graisse et des calories, comment fonctionne votre métabolisme et comment travailler avec, le bon type d'exercice et de régime nécessaire pour créer et maintenir votre ventre plat, ce qu'il ne faut PAS manger et les changements physiques auxquels vous devez vous attendre la transition vers votre nouveau corps.

Si vous êtes prêt à avoir un ventre plat, découvrez les aliments qui vous nourrissent, ont l'air incroyable dans n'importe quoi et devenez une personne plus confiante, puis tenez-vous bien! Ce guide vous apprendra une approche naturelle de la perte de graisse et vous fera tourner les têtes en un rien de temps!

Chapitre 2: Comprendre la graisse du ventre et les calories

Comprendre le processus biologique

Écologiquement, nos corps ont été conçus pour survivre. Il y a des milliers d'années, lorsque nous chassions et récupérions notre nourriture, il était essentiel d'avoir des réserves de graisse supplémentaires pour vivre longtemps. Maintenant que nous avons des restaurants à chaque coin de rue, les mécanismes autrefois conçus pour rester en vie font maintenant le contraire. Les humains sont déterminés à aimer le sucre et les graisses. En effet, le sucre et les graisses étaient autrefois utilisés comme sources d'énergie légères qui maintenaient nos ancêtres en vie. Les graisses et les sucres pèsent moins que les muscles, donc notre instinct nous dit de saisir toutes les occasions de se gaver d'aliments gras et sucrés pour éviter de mourir de faim. C'est aussi pourquoi le sucre et les graisses ont si bon goût. Maintenant, nous avons un tube digestif qui vise à stocker autant de calories excédentaires que possible, ce qui est malheureux dans une société où presque tout est dense en calories. Même si notre corps est fait pour conserver un excès de poids, comme la graisse du ventre, cela ne signifie pas que nous ne pouvons pas nous battre.

Quelle est la différence entre les calories et les graisses?

La première étape pour comprendre la perte de poids consiste à reconnaître la différence entre les graisses et les calories. Les graisses sont essentielles à la vie humaine. C'est l'un des six nutriments nécessaires pour avoir un corps et un esprit sains, ainsi que des glucides, des protéines, de l'eau, des vitamines et des minéraux. Trois des six nutriments essentiels fournissent au corps des calories. Ce sont les protéines, les glucides et les graisses. Les calories sont des unités de mesure classées comme la quantité d'énergie libérée lorsque notre corps transforme les aliments. Le corps stocke les calories en excès dans les cellules graisseuses, dont nous avons un nombre infini. Plus le nombre de calories est élevé, plus la nourriture peut fournir d'énergie à notre corps. Lorsque nous consommons plus de calories que nécessaire, notre corps les stocke sous forme de graisse.

Comprendre la graisse

La graisse a une multitude de fonctions dans le corps humain. La graisse peut être stockée dans des endroits autres que la région abdominale, comme le foie et le muscle squelettique. Les graisses sont responsables de la régulation de la production d'hormones, aident à transporter les vitamines et les minéraux dans le corps, fournissent la structure cellulaire et protègent les organes vitaux. Il sert de source d'énergie pour l'infini de la fonction cellulaire et est même responsable d'environ 70% de l'énergie utilisée pour la fonction corporelle au repos. Inutile de dire que nous ne pouvons pas survivre sans nutriments gras.

Différents types de graisse

Vous avez peut-être vu ou entendu les mots «saturés» ou «gras trans» tout au long de votre vie, mais que signifient-ils réellement? Les graisses trans sont des graisses produites à partir d'huile qui est créée par une méthode de transformation des aliments appelée hydrogénation partielle. Vous pouvez trouver ces types de graisses dans tous les aliments transformés tels que la restauration rapide. Ces graisses ont tendance à abaisser les taux de bon cholestérol ou de lipoprotéines de haute densité (LHD) et d'augmenter les taux de mauvais cholestérol ou de lipoprotéines de basse densité (LBD). Avoir un taux de cholestérol élevé est directement lié aux maladies cardiaques et bien sûr à la prise de poids.

Malheureusement, de nombreux aliments que nous trouvons délicieux contiennent des graisses saturées. Ils sont riches en calories avec peu ou pas de valeur nutritive. Des exemples de ces aliments comprennent le bacon, les saucisses, les croustilles et les hamburgers. Les sources de protéines, en particulier les produits laitiers et la viande rouge, contiennent des graisses saturées. Il est important de comprendre quel type de protéine bénéficiera à votre perte de poids par opposition à quel type de protéine peut nuire à votre progression. Pour obtenir un ventre plat, vous devez obtenir vos protéines à partir de viandes maigres ou de légumes et de légumineuses comme les haricots, les lentilles et le tofu.

Même si la graisse est l'un des trois nutriments essentiels qui nous fournissent de l'énergie; il a plus de deux fois plus de calories par gramme que ses deux homologues. Un gramme de glucides ou de protéines rendrait environ 4 calories, tandis qu'un gramme de graisse contient 9 calories. Fondamentalement, vous pouvez manger la même quantité de glucides ou de protéines pour la moitié des calories de graisse. L'explication simple pour atteindre vos objectifs de perte de poids pourrait être de ne manger que des aliments faibles en gras, et même si manger moins d'aliments gras vous aidera à perdre du poids, cela ne suffit pas. Même si vous mangez des aliments faibles en calories et non gras, les calories excédentaires peuvent toujours être stockées pour le remontoir, en particulier dans votre ventre. Vous devez porter une attention particulière au nombre de calories que vous consommez chaque jour à partir des trois types de nutriments. Pour perdre du poids, vous devez avoir un déficit calorique, que vous pouvez atteindre en brûlant plus de calories que vous n'en consommez.

Tous les types de graisse ne sont pas mauvais pour vous. Les graisses insaturées proviennent d'huiles végétales, de noix et de graines. Les graisses insaturées et mono-insaturées aident à augmenter les niveaux de bon cholestérol et, en même temps, à réduire les niveaux de mauvais cholestérol. Ils fournissent des nutriments clés qui permettent aux cellules d'absorber les vitamines liposolubles telles que la vitamine D. Les graisses polyinsaturées sont également une alternative saine aux graisses saturées et trans. Les oméga-3 et oméga-6 font partie des graisses polyinsaturées, qui sont essentielles pour réguler la pression artérielle. Vous devriez remplacer votre apport quotidien en graisses saturées par des graisses insaturées comme les nutriments monoinsaturés et polyinsaturés. Vous pouvez trouver ces nutriments dans les avocats, les noix, les graines, les poissons gras et le tofu.

Comment déterminer la quantité de graisse que vous mangez

Lisez les étiquettes, puis relisez-les. La quantité de matières grasses sera indiquée sur la valeur nutritive au dos du produit que vous souhaitez acheter. Le total des calories sera répertorié, ainsi que le total des calories provenant des graisses. La plupart des étiquettes alimentaires indiquent également le pourcentage quotidien de matières grasses dans chaque portion. Choisissez des aliments avec un faible pourcentage de gras quotidien. La quantité de graisse que vous devez consommer par jour varie en fonction du nombre de calories que vous consommez par jour.

Votre apport calorique quotidien	Matières grasses à consommer quotidiennement
2,500	83 grams
2,200	73 grams
2,000	65 grams
1,800	60 grams
1,200	40 grams

La lecture des étiquettes peut être fastidieuse et déroutante, surtout lorsque l'impression sur l'étiquette est destinée à vous tromper. Vous pouvez voir certains produits arborant une étiquette «faible en gras» ou «faible en cholestérol». Les fabricants doivent se conformer aux réglementations gouvernementales pour utiliser ces étiquettes sur leurs aliments. Si un produit dit sans gras ou sans sucre, cela signifie en fait qu'il contient moins de 0,5 gramme de sucre ou de graisse. Si l'étiquette indique «faible en gras», elle contient 3 grammes de gras ou moins. Gardez cela à l'esprit lorsque vous magasinez afin d'éviter les graisses malsaines qui vous empêchent directement de brûler les graisses.

Stress et graisse

Comme la plupart des aspects du corps humain, la graisse est affectée par le stress. Il est important de surveiller votre niveau de stress et de reconnaître ce qui vous apporte de la tension pour optimiser la perte de poids. Lorsque votre corps subit un moment stressant, vos réflexes de fuite ou de combat sont déclenchés. Cela fait monter en flèche votre taux de cortisol (l'hormone du stress), tout en augmentant les niveaux d'insuline et en abaissant votre glycémie. Cela entraîne la faim. Votre corps suppose que vous avez consommé un grand nombre de calories lors de votre réaction au stress, par exemple en fuyant une situation dangereuse ou en choisissant de vous battre. Même s'il n'y a pas eu d'activité physique rigoureuse, votre cerveau pousse votre corps à penser que vous devez reconstituer les calories perdues, ce qui vous fait trop manger. Ce sont les moments où vous vous trouvez à la recherche d'une part de pizza ou de poulet frit. Ils appellent ce type de nourriture réconfortante pour une raison. Le cerveau libère des produits chimiques qui créent une sensation apaisante lors de l'ingestion de cette nourriture, ce qui correspond à notre besoin préhistorique de graisses et de sucres pour nous maintenir en vie.

Comprendre les calories

Les calories sont des unités de mesure classées comme la quantité d'énergie libérée lorsque notre corps se décompose et digère les aliments. Ils sont présents dans tout ce que vous mangez, de la gomme au ketchup, en passant par les menthes et même les vitamines. Tout comme les graisses, toutes les calories ne sont pas créées de la même manière. Certaines calories sont considérées comme «vides», ce qui signifie qu'elles n'ont aucune valeur nutritive. Techniquement, vous recevez la même quantité d'énergie à partir de calories vides que de calories riches en nutriments. Par exemple, vous pouvez manger 1500 calories de restauration rapide ou 1500 calories de légumes et conserver la même quantité d'énergie des deux. La différence est que si vous mangiez 1500 calories de restauration rapide, votre corps supposerait que vous utilisez l'énergie de votre journée entière à ce moment-là, au lieu de répartir uniformément votre apport calorique quotidien. Cela vous fait vous sentir étourdi et affamé bien avant la fin de votre journée de travail. Manger des calories vides peut conduire à un cycle sans fin de sensation de faim et de suralimentation.

Comment les calories affectent les graisses

À l'ère du comptage des calories et des régimes à la mode, il est facile de croire que moins vous consommez de calories, mieux c'est. Ce n'est pas le cas puisque tout le monde a un niveau minimal de calories à consommer par jour. Le nombre varie en fonction de votre IMC, de votre âge, de votre niveau d'activité et de votre sexe. Une livre de graisse équivaut à 3500 calories. C'est le nombre de calories que vous devez brûler pour perdre autant de graisse et réduire votre apport calorique de 500 pour perdre une livre par semaine. Gardez à l'esprit que lorsque vous perdez du poids, vos besoins caloriques diminuent.

Étant donné que les calories sont essentiellement le carburant de votre corps, il est important que vous en ayez suffisamment pour maintenir votre énergie tout au long de vos heures de veille. Connaître le nombre de calories dont vous avez besoin pour perdre du poids est la clé du processus pour obtenir votre ventre plat. Vous devez également être conscient des types de calories que vous consommez, car manger des calories vides vous fera avoir faim et plus susceptible de vous éloigner de votre alimentation

Comment les calories affectent la masse musculaire

Lorsqu'il s'agit de développer vos muscles, le type de calories que vous consommez est très important. Si vous deviez manger 200 calories de crème glacée, elle serait absorbée par le corps très différemment que si vous mangiez 200 calories de pois chiches. Puisque les pois chiches sont riches en nutriments et riches en fibres, il est probable que 10% de ces calories ne seront pas du tout absorbées. Vous êtes beaucoup plus susceptible de gagner de la masse musculaire en suivant un régime riche en protéines et en nutriments par opposition à un régime pauvre en nutriments et en fibres.

Comment déterminer combien de calories vous mangez

Pour connaître le nombre de calories dans un produit et le nombre de calories provenant des graisses, retrouvez la valeur nutritive au dos du produit. Il est de notoriété publique que l'administration des aliments et des médicaments (AAM) réglemente tous les calculs caloriques de chaque fournisseur de produits alimentaires sur le marché. Ce que l'AAM ne veut pas que vous sachiez, c'est qu'elle ne pourrait pas vérifier les calculs caloriques de tout le monde jusqu'à la décimale, au point qu'un produit n'est pas considéré comme «mal étiqueté» à moins qu'il soit plus de 20% de réduction. Cela signifie que tous les nombres de calories répertoriés ne sont pas corrects. Si vous choisissez quelque chose qui semble trop sain pour être vrai, optez pour quelque chose de plus fiable, comme des marques plus grandes ou des aliments entiers à base de plantes.

Exercice et calories

Comme mentionné précédemment, l'exercice joue un rôle important pour se débarrasser de ce pneu crevé autour de votre taille et tonifier les muscles en dessous pour vous donner cette silhouette sexy. Comment les calories et l'exercice sont-ils liés? Comme vous le savez, les calories sont des unités de mesure conçues pour déterminer l'énergie dans le corps humain. Plus vous utilisez d'énergie, plus vous brûlez de calories. Sortir et se déplacer éliminera ces calories supplémentaires. Tous les exercices affectent votre masse musculaire, que ce soit la marche, la course, le vélo ou la natation. Cela permet à votre corps de brûler des calories en continu longtemps après la fin de votre entraînement. Une fois que vous commencez à brûler plus de calories que vous consommez, vous commencez à perdre du poids.

Chapitre 3: Comprendre la consommation d'énergie dans le corps

Comprendre l'énergie

Le sujet de l'énergie est un sujet brûlant au 21e siècle. Les scientifiques essaient constamment de trouver une source d'énergie plus grande et meilleure pour alimenter le monde. Considérez votre corps comme une machine bien réglée qui a besoin d'énergie (nourriture) pour fonctionner correctement. Vous pouvez utiliser la façon dont votre corps consomme de la vitalité pour vous aider à être en forme et en bonne santé!

En classe de sciences, on nous a appris que l'énergie ne peut être ni créée ni détruite. C'est une loi fondamentale de la science qui restera à jamais vraie, mais que signifie «brûler des calories»? Fondamentalement, cela signifie simplement brûler les unités de puissance nécessaires pour vous faire partir. L'énergie ne peut pas être détruite, mais elle doit être convertie d'une forme à une autre telle que l'énergie mécanique pour nous aider à bouger, l'énergie thermique pour nous garder au chaud et l'énergie électrique qui nous permet d'utiliser notre cerveau. Le type d'énergie utilisé dans le corps est appelé adénosine triphosphate (ATP). L'ATP est une réaction techniquement chimique que notre corps utilise pour mener à bien nos processus biologiques. Les glucides, les graisses et les protéines sont les nutriments qui nous donnent de la force, mais les graisses fournissent le plus d'énergie. Ces fonctions aident à la régulation hormonale, à la circulation sanguine, à la digestion et à la croissance cellulaire. Si certaines calories ne sont pas immédiatement utilisées comme énergie, elles sont stockées sous forme de graisse.

Types d'énergie

Selon ce que vous mangez, les calories peuvent être décomposées en différents types d'énergie que votre corps utilisera immédiatement ou économisera pour plus tard. Par exemple, si vous mangez un repas riche en glucides et pauvre en grains entiers, ces calories sont rapidement réduites en glucose, qui est utilisé pour alimenter vos muscles. Cela entraînera une augmentation de votre glycémie et, peu de temps après, une baisse de votre niveau d'énergie. Manger un repas riche en grains entiers permettra à votre corps de progresser beaucoup plus lentement dans le processus de digestion, ce qui vous permettra de conserver vos réserves d'énergie tout au long de la journée. Vous voulez alimenter votre corps afin de brûler les graisses autour de votre taille et de développer vos muscles. Gardez cela à l'esprit lorsque vous mettez en œuvre votre nouveau programme d'exercice!

Comment l'alimentation affecte votre énergie

Maintenant que vous comprenez comment l'énergie affecte le corps, vous pouvez commencer à planifier vos besoins alimentaires en fonction de la quantité d'énergie dont vous aurez besoin pour devenir plus mince! Pour obtenir une puissance optimale, vous devrez avoir une alimentation équilibrée riche en légumes, en graisses saines, en huiles saines, en glucides non raffinés et en protéines. Même si les bonbons, les bonbons et les boissons énergisantes peuvent vous donner un regain d'hyperactivité, vous voulez vous en tenir à l'écart afin d'éviter le crash qu'ils provoquent quelques heures après la consommation. Une autre façon de maintenir votre niveau d'énergie serait de manger fréquemment tout au long de la journée. Une collation saine et cohérente pourrait remplacer la règle de base des trois repas par jour. Votre cerveau a besoin de nutriments constants pour fonctionner, donc lorsque vous grignotez des fruits ou des légumes toutes les quelques heures, vous êtes plus susceptible de vous sentir énergisé et d'avoir une fonction cognitive plus élevée.

Faites de la caféine votre ami

La caféine fait tellement partie de la culture américaine. Nous valorisons un emploi du temps chargé et remplissons efficacement tout ce dont nous avons besoin pour une journée de travail de 8 heures, alors bien sûr, nous adorons la caféine! La plupart des gens se réveillent avec un café tôt le matin et se sentent incapables de fonctionner sans lui. La caféine est un stimulant, elle a donc la capacité d'augmenter vos niveaux d'énergie. En fonction de la quantité que vous consommez et du moment, la caféine peut être une ressource utile pour vous rendre plus alerte, mais soyez prudent. Consommer trop de caféine peut provoquer de graves tracas et même de l'insomnie. Alors, profitez-en avec modération avant l'heure la plus chargée de votre journée. Méfiez-vous également des boissons énergisantes et des sodas. Ils sont riches en sucre et entraîneront une spirale descendante qui vous laissera fatigué et affamé.

Gras et énergie

Si vous souffrez d'un surpoids comme 30% de la population américaine, vous passez probablement une bonne partie de votre temps à être fatigué. En effet, le poids supplémentaire sur votre corps, en particulier autour de votre abdomen, exerce une pression supplémentaire sur vos articulations. Cela rend l'activité physique difficile et vous expose à un risque d'arthrite, d'apnée du sommeil et d'asthme. Votre corps utilise une grande quantité d'énergie pour combattre la douleur, ce qui peut vous fatiguer. Lorsque vous portez un gros ventre, cela met plus de pression sur vos poumons et votre cœur, ce qui vous fatigue encore plus. Le contrôle et le maintien de votre poids peuvent vous aider à retrouver votre énergie et à réduire les risques pour la santé. La réduction de votre poids a également été liée à une réduction de la dépression. La dépression zappe votre énergie et vous empêche de trouver la motivation nécessaire pour mener une vie saine. Non seulement être en bonne santé vous donnera un ventre plus plat et plus d'énergie, mais cela fera également de vous une personne plus heureuse! Si l'exercice n'améliore pas votre dépression, envisagez d'en parler à votre médecin.

Stress et énergie

La réduction du stress va très loin lorsqu'il s'agit de brûler les graisses et de travailler pour ce ventre plat. Plus vous rencontrez de stress, plus votre corps produit de cortisol. L'hormone du stress vous donne faim et fatigue. Lorsque vous cédez aux envies, les calories vont directement à votre ventre, vos hanches et vos cuisses. Réduire votre niveau de stress peut sembler difficile et peut-être intimidant, mais une fois que vous commencez une routine de pratiques de relaxation, vous constatez que votre énergie augmente et que les fonctions globales de votre corps se sont améliorées. La méditation est une pratique populaire partout dans le monde qui est connue pour réduire les niveaux de stress. Certaines personnes utilisent l'exercice comme une forme de méditation en mouvement, mais il existe d'innombrables autres façons de vivre une vie sans stress. Lorsque vous commencez à adopter une alimentation saine et à faire de l'exercice dans votre vie, assurez-vous d'intégrer également des stratégies de relaxation. Après tout, devenir la personne que vous voulez être devrait être une expérience positive et non stressante.

Chapitre 4: Comment votre corps change

Votre anatomie changeante

Maintenant que vous comprenez les calories, les graisses et l'énergie, il est temps de vous préparer aux changements que vous allez subir une fois que vous aurez mis en place une alimentation saine et une routine d'exercice. Les bases de la perte de poids nous disent que si nous consommons moins de calories, nos besoins caloriques diminueront, tout comme notre corps. Cela semble simple, mais il y a d'innombrables aspects de la perte de poids à considérer. Une fois que vous vous lancez dans votre nouvelle routine de remise en forme, vous ne pourrez peut-être pas ressentir ou vous voir rétrécir parce que la perte de poids commence au niveau moléculaire. Au fur et à mesure que vous mangez sainement et que vous vous entraînez, vos cellules graisseuses commencent à rétrécir. La graisse qui a été stockée dans vos cellules graisseuses est enfin capable de remplir sa fonction d'énergie qui sera utilisée par votre corps pour le pouvoir. La graisse qui traînait autrefois autour de votre ventre a maintenant été décomposée en ses derniers éléments, à savoir le dioxyde de carbone et l'eau. La plupart des graisses que vous perdez quitteront le corps par votre système respiratoire. C'est vrai. Vous expirez la graisse de votre corps. La graisse qui ne s'évacue pas par vos narines quittera le corps par la sueur, l'urine et d'autres fluides corporels.

Malheureusement, vos cellules graisseuses restent là où elles sont. Rappelez-vous quand nous avons parlé d'une quantité infinie de cellules graisseuses? En tant qu'êtres humains, nos corps sont conçus pour craindre le pire, comme mourir de faim. Donc, nous devons tromper notre corps avec un régime et de l'exercice pour empêcher ces cellules graisseuses de se remplir à nouveau.

Poids de l'eau

Notre corps accumule de l'eau naturellement, mais manger sainement vous permettra de rincer l'eau assez rapidement. Vous perdrez de la graisse, mais d'abord, vous perdrez du poids en eau. Quel que soit le type de régime que vous choisissez de faire, le poids de l'eau sera toujours la première chose à sortir de votre corps. Perdre de l'eau est en fait ce qui vous donne une perte de poids substantielle juste après avoir commencé votre nouveau style de vie. Une fois que vous avez évacué toute l'eau, le nombre sur l'échelle a tendance à plafonner. Cependant, ne laissez pas cela tuer votre motivation. Se débarrasser du poids de l'eau est la première étape pour perdre de la graisse du ventre. Une fois que l'eau a disparu, votre corps commence le processus de combustion de vos réservoirs de graisse, comme celui de votre milieu.

Défis à prévoir

Gardez à l'esprit qu'avec toute expérience de perte de poids, vous vous battez constamment contre votre corps. Votre corps ne veut pas que vous perdiez du poids sur le plan biologique, car il pense que vous avez besoin de graisse pour survivre au cas où vous seriez privé de nourriture. Votre corps remarquera que vous mangez moins et libérez des produits chimiques qui vous donnent faim. Pour lutter contre cela, mangez beaucoup d'aliments fibreux et riches en protéines pour vous garder plein d'énergie. En plus du poids de l'eau et de la graisse, vous perdez également du tissu musculaire, ce qui est le contraire de ce que vous voulez faire. Il est essentiel de suivre votre routine d'exercice pour obtenir un ventre plat et un mode de vie sain.

Des points positifs à espérer

Au cours de ce processus, vous pouvez avoir l'impression que votre corps a son propre esprit. S'adapter à votre nouveau style de vie ne sera cependant pas complètement mauvais. Il y a un certain nombre d'effets secondaires positifs à espérer. Tout d'abord, vous vous sentirez mieux. Votre nouveau régime devrait vous fournir suffisamment d'énergie pour maintenir votre routine d'entraînement, ce qui devrait également vous donner plus d'énergie. Dites adieu à ce sentiment constant d'épuisement. Une fois que votre corps est libéré des kilos en trop, votre apport en oxygène sera plus efficace, ce qui rendra la montée des escaliers beaucoup plus facile à faire sans perdre le souffle.

Vous constaterez peut-être que vous vous souvenez mieux des choses. Des études montrent que les personnes qui ont mis en place un plan de perte de poids ont tendance à mieux se souvenir des informations que celles qui ont conservé leurs mauvaises habitudes. Cela est dû au fait que lorsque vous vivez une vie plus saine, votre cerveau utilise plus d'énergie pour créer des souvenirs et moins d'énergie lors de leur récupération, ce qui fait monter en flèche votre fonction de mémoire.

Votre risque de cancer et d'autres maladies liées au poids diminuera. C'est parce que votre corps n'a pas à gaspiller de l'énergie pour des choses simples comme se déplacer ou être fatigué. Avec tout ce temps et cette vitalité supplémentaires, votre corps met plus d'efforts pour s'assurer que vos cellules sont en bonne santé et que vos systèmes fonctionnent correctement.

La nourriture peut commencer à avoir un goût différent. Certaines études montrent qu'après que les individus ont perdu une quantité importante de poids, les aliments qu'ils appréciaient autrefois, comme la restauration rapide ou les aliments hautement transformés, ont commencé à avoir un goût terne et rassis. Cela les a amenés à se tourner vers les aliments frais qui ont alimenté leur énergie et les ont maintenus sur la bonne voie.

Vous dormirez peut-être mieux. Il est de notoriété publique qu'une alimentation saine et un programme d'exercice physique peuvent vous aider à avoir un sommeil plus réparateur. Puisque votre poids diminue, en particulier au niveau du ventre, vous constaterez un changement significatif dans la qualité de votre sommeil. Encore plus si vous souffrez de troubles du sommeil tels que la fatigue diurne, l'insomnie ou l'apnée du sommeil. Vous pourriez également constater que vous ne ronflez plus, ce qui crée un meilleur environnement de sommeil pour vous et votre partenaire.

Vous serez plus heureux. Atteindre un objectif de quelque nature que ce soit est un motif de célébration, mais une fois que vous avez atteint votre objectif de santé et de forme physique, vous constaterez peut-être que vous êtes le plus heureux que vous ayez jamais été. Il existe une forte corrélation entre un corps sain et un esprit heureux. Avec plus d'énergie de votre alimentation et plus de confiance de votre tour de taille minceur, il peut être impossible de faire disparaître le sourire de votre visage. En fait, les scientifiques ont lié la perte de poids à une réduction de la dépression. Malheureusement, perdre du poids n'est pas une solution. 10% des personnes qui étaient déprimées avant de perdre du poids étaient tout aussi déprimées après avoir perdu 100 livres. Cela est dû à des causes sous-jacentes qui doivent être traitées avec votre médecin.

Chapitre 5: Ce qu'il ne faut PAS manger

Pourquoi une alimentation saine est importante

Maintenant que vous savez ce à quoi vous devez vous attendre, passons aux choses sérieuses et déterminons ce que vous devez éliminer de votre alimentation. Même avec une routine d'exercice détaillée, manger des aliments malsains vous empêchera d'atteindre votre objectif de ventre plat. La règle de base stipule que 20% des abdos de planche à laver dont vous rêvez sont créés dans la salle de sport, tandis que les 80% restants sont fabriqués dans la cuisine. Vous seriez surpris de l'impact que les aliments malsains ont sur votre corps. Vous constaterez que votre nouveau régime devient plus facile avec le temps. Il faut 21 jours pour commencer une habitude et 21 jours pour rompre une habitude. Vous pouvez faire d'une pierre deux coups en vous engageant à manger sainement pendant trois semaines. Après ces trois semaines, vous constaterez que votre mode de vie sain a pris racine. Rester à l'écart des aliments qui entraînent une prise de poids peut sembler difficile au début, mais une fois que vous commencez à voir des résultats, rien ne vous arrêtera!

Graisses trans

Vous connaissez probablement les gras trans. Il n'y a pas très longtemps, les médias ont évincé les gras trans pour ce qu'ils sont vraiment: malsains. Le gouvernement a même adopté un projet de loi jugeant les gras trans comme dangereux à utiliser dans les aliments. Dans un monde parfait, tous nos aliments seraient aujourd'hui sans gras trans, mais malheureusement, ce n'est pas le cas. Étant donné que cette épidémie était si répandue, il faudra plus de deux ans pour que tous les aliments soient exempts de cette substance. Les gras trans aiment s'installer dans votre ventre et dans vos vaisseaux sanguins. Il est important de prêter attention à ce que disent vos étiquettes alimentaires, car vous ne savez jamais ce que vous pourriez obtenir. Les graisses trans sont fabriquées en injectant de l'hydrogène dans des graisses insaturées telles que l'huile végétale. Les gras trans ont la mauvaise habitude d'abaisser le bon cholestérol et d'augmenter le mauvais cholestérol, ce qui entraîne un risque de crise cardiaque, d'accident vasculaire cérébral, d'inflammation et de résistance à l'insuline. Ce type de graisse se trouve dans la plupart des aliments emballés tels que les croustilles, les craquelins, les biscuits, les gâteaux, la restauration rapide, ainsi que la margarine et les tartinades. La viande rouge contient également des gras trans naturels qui sont produits lorsque les bactéries présentes dans l'estomac des animaux digèrent l'herbe; alors n'oubliez pas de vous en tenir aux sources de protéines maigres telles que le poulet et le poisson sans peau. Il est important de lire les étiquettes lors de l'achat d'aliments transformés ou de les éviter tous ensemble. Vous pouvez remplacer vos aliments préférés remplis de gras trans par des plats non transformés à base de plantes.

l'alcool

Presque tout le monde en profite pour se livrer à un verre après le travail ou face à un engagement social obligatoire, mais saviez-vous que la bière occasionnelle pourrait être la raison pour laquelle votre instinct ne bouge pas? L'alcool peut avoir des bienfaits pour la santé en petites quantités, comme lorsque vous souffrez d'un rhume, mais en consommer trop pourrait avoir des effets néfastes sur votre perte de poids. L'alcool est l'un des principaux facteurs contribuant à la graisse du ventre. Des études d'observation suggèrent que consommer plus d'alcool que nécessaire entraîne une augmentation de l'excès de poids autour de l'abdomen. Ce phénomène est également connu sous le nom de «boyaux de bière». Sans parler du fait que l'alcool déshydrate votre corps, vous faisant vous sentir paresseux et affamé. Vous n'êtes pas obligé de vous abstenir complètement de boire de l'alcool, mais réduire votre consommation réduira considérablement votre tour de taille.

Les produits laitiers

Il est écrasant de penser au nombre de produits que nous consommons contenant des produits laitiers. Nous cuisinons avec, le mettons dans nos céréales et même notre café du matin. Il est fou d'imaginer ce que serait la vie sans produits laitiers, mais plus de 70% des Américains sont intolérants au lactose. L'intolérance au lactose signifie essentiellement que vous n'avez pas l'enzyme nécessaire pour décomposer et digérer le lactose. Cela conduit à des ballonnements, des gaz et des maux d'estomac. L'intolérance au lactose peut être légère à sévère. Puisqu'il provoque l'accumulation de gaz naturels dans l'estomac, vous êtes beaucoup plus susceptible de vous sentir et d'avoir l'air gonflé. Si vous pensez être intolérant au lactose, essayez de couper les produits laitiers pendant une semaine et voyez si vous remarquez des changements. Consultez toujours votre médecin avant un changement majeur de régime. Si vous n'êtes pas intolérant au lactose, vous voudrez éviter les produits laitiers qui prétendent être «sans gras» ou «faibles en gras». La méthode de traitement utilisée pour donner à ces produits une apparence plus saine, mais élimine en fait les graisses saines et les remplace par du sucre et du sodium. N'oubliez pas que votre corps a besoin de graisses saines pour survivre. Vous voulez éliminer les graisses transformées malsaines pour atteindre votre ventre plat. Vous pouvez le faire en choisissant des produits laitiers plus sains tels que le fromage cottage et le yogourt grec.

Soda et boissons gazeuses

Il n'y a rien de plus rafraîchissant qu'un coca cola glacé dans la chaleur de l'été... Sauf le corps parfait. Le soda est partout où nous regardons, de nos épiceries à McDonald's. Il est difficile de dire non à cette friandise sucrée, mais la consommation de soda est une autre cause majeure de graisse du ventre. Le soda est rempli de sucre et de calories vides qui contribuent à l'excès de poids. Des études montrent que ne consommer que du soda entraînait une accumulation de graisse viscérale dans votre abdomen. Votre corps a du mal à brûler ce sucre, il est donc stocké dans vos cellules graisseuses. Il est raisonnable de supposer que les sodas diététiques seraient une meilleure alternative. Le mot «régime» est juste dans le nom et il contient 0 calories, mais la vérité est que ces sodas sont chargés d'édulcorants artificiels tels que l'aspartame, la saccharine, le sucralose ou un édulcorant à base de plantes comme la stévia. Ceux-ci peuvent être plus de cinq fois plus sucrés que le sucre. Alors ne vous laissez pas berner en pensant qu'il existe une option de soda plus saine sur le marché. Lisez toujours les étiquettes sur les aliments ou boissons emballés que vous achetez pour vous assurer que vous savez ce que vous consommez. Découper le soda présente un éventail d'avantages pour la santé tels que le renforcement de vos dents, l'abaissement de votre glycémie et l'aplatissement de votre ventre.

Produits de boulangerie transformés

Nous sommes tous coupables de pénétrer dans le supermarché ou la station-service pour être tentés par les délicieux produits de boulangerie emballés dispersés dans les îles. La triste vérité est que les gâteaux de dessert, les mini beignets et les muffins sont remplis de sucre et de calories. Combinez cela avec pratiquement aucune fibre, et vous avez un contributeur à la graisse du ventre. Cela vaut également pour les «produits fraîchement cuits au four» et les petits gâteaux Debbie dans les épiceries. Non seulement ils sont remplis de sucres indésirables; ils contiennent également des conservateurs qui leur permettent d'avoir une durée de conservation plus longue. Ils pourraient littéralement rester assis sur l'étagère pendant des mois avant que quiconque ne décide de les récupérer. Pouvez-vous imaginer combien de temps ils restent dans votre corps? Faites-vous une faveur la prochaine fois que vous aurez envie de ces bonbons, et mangez plutôt un fruit.

Nourriture frit

Avec une étendue de restaurants de restauration rapide dans chaque ville du pays, il est facile de comprendre pourquoi la population consomme autant d'aliments frits. La restauration rapide est rapidement devenue une alternative bon marché à la cuisine tous les soirs. Avec la majorité des adultes travaillant à plein temps, prendre une bouchée rapide pour le dîner semble être une évidence. C'est vrai quand ils disent que vous en avez pour votre argent. La restauration rapide contient très peu de fibres et une énorme quantité de glucides, ce qui la rend difficile à digérer. Ces types d'aliments sont généralement riches en calories avec peu ou pas de valeur nutritive. Si vous combinez l'habitude de manger du fast-food plusieurs fois par semaine avec un mode de vie assez sédentaire, vous courez le risque de prendre du poids et de tous les problèmes de santé qui vont avec. La majorité des aliments frits sont au départ congelés et hautement transformés. Cela signifie qu'ils contiennent une grande quantité de graisses saturées. Même certaines des options saines énumérées au menu, comme les salades, pourraient contenir plus de 2000 calories. 2000 calories sont l'apport calorique quotidien de certaines personnes. Vous devez faire attention aux accompagnements malsains tels que les vinaigrettes, les crotons et les oignons frits.

Farine blanche et riz blanc

La farine blanche est présente dans presque tous les aliments énumérés ci-dessus. La farine blanche, le riz et d'autres céréales raffinées ont été hautement transformés. Les fabricants dépouillent ces aliments de leur revêtement brun, ce qui enlève la majorité de la teneur en fibres. Votre corps digère très rapidement ces ingrédients raffinés, ce qui vous rend somnolent et démotivé. Les glucides blancs ont été raffinés, ce qui signifie essentiellement qu'ils ont été transformés et ont échangé la majorité de leur teneur en fibres contre des glucides sucrés. Cela les amène à être digérés rapidement par le corps et stockés sous forme de graisse. Échangez vos glucides blancs contre des options de céréales complètes telles que du pain de blé entier, du riz brun ou du quinoa. Couper les glucides blancs est un excellent moyen de réduire la graisse de votre taille.

Édulcorants et sucres raffinés

Les sucres raffinés et les édulcorants augmentent les niveaux d'insuline dans le corps. Lorsque vos niveaux d'insuline augmentent, ils favorisent le stockage des graisses. Vous pouvez trouver des édulcorants et des sucres raffinés dans presque tous les aliments emballés, et peut-être même dans votre garde-manger. C'est vrai, même le sucre blanc que nous utilisons pour cuisiner est mauvais pour vous! Le sirop de maïs à haute teneur en fructose est un autre coupable qui aidera à accumuler ces kilos. Des alternatives plus saines comprennent de petites quantités de sucre d'érable et de vrai miel.

Jus de fruits

Les gens ont tendance à être incapables de faire la différence entre les calories qu'ils consomment et les calories qu'ils boivent, et la plupart des gens ont appris que les jus de fruits sont bons pour eux alors qu'ils ne le sont pas. Le jus de fruit est rempli de sucre (vous l'avez deviné), et nous savons tous que l'excès de sucre est stocké sous forme de graisse dans les cellules adipeuses, en particulier celles de votre ventre.

Patates

Saviez-vous que manger une pomme de terre au four fait la même chose pour votre corps que manger une cuillère à soupe de sucre? Les pommes de terre sont remplies de calories vides et sont digérées rapidement. Cela signifie que vous aurez faim et que vous serez prêt à manger plus longtemps avant que vous ne devriez l'être!

Pizza

Même si tout le monde aime la pizza, il faut se demander ce qu'il y a dans la pizza. La réponse: Croûte transformée et raffinée garnie de viandes transformées, remplie de calories vides et d'une pincée de lactose riche en matières grasses sur le dessus. La pizza est remplie de graisses saturées, de glucides et de sodium. Ne t'inquiète pas; vous n'aurez pas à abandonner la pizza pour toujours. Il existe d'innombrables alternatives saines à la pizza traditionnelle qui sont tout aussi délicieuses.

Sagesse à considérer

Ne laissez pas cette longue liste de non-non vous abattre. Il est important de tenir compte de vos habitudes alimentaires afin de les changer. Faites attention à la façon dont vous mangez et à ce que vous mangez tout au long de la journée et surveillez vos envies. Apprenez à identifier les déclencheurs qui vous donnent envie de grignoter, que ce soit par stress ou par ennui. Vous pourriez passer une journée à noter vos habitudes alimentaires pour suivre les domaines à améliorer.

Lorsque vous êtes confronté à un changement de style de vie, comme manger sainement, essayez de reformuler vos pensées. Ne considérez pas la nourriture comme bonne ou mauvaise. Demandez-vous si votre choix alimentaire aidera votre objectif ou nuira à votre objectif, mais n'essayez pas d'être perfectionniste. N'oubliez pas que Rome ne s'est pas construite en un jour et qu'un mode de vie plus sain ne l'est pas non plus. Ne vous en faites pas pour avoir glissé. Profitez-en pour en tirer des leçons et continuez sur votre chemin vers un ventre plat. Si vous attendez trop de vous-même, vous risquez de vous écraser et de vous épuiser avant même de commencer.

Enfin, planifiez vos repas. Essayez d'éviter les situations où vous ne savez pas d'où viendra votre prochain repas. Cela provoque un sentiment d'incertitude qui rend très facile de choisir quelque chose de mauvais pour vous par «nécessité». La préparation des repas est un excellent moyen d'éviter ce problème. Vous constaterez peut-être même que vous aimez cuisiner des aliments délicieux et nutritifs une fois que vous avez compris!

Chapitre 6: Une alimentation saine

Régimes à considérer

La clé d'une alimentation saine est de comprendre comment différents aliments affectent le corps. Maintenant que vous savez comment les aliments que vous mangez sont transformés en énergie ou en matières grasses et comment les aliments transformés ont un impact négatif sur vous, vous pouvez commencer à explorer des options plus saines. Choisissez des aliments que vous aimez et des aliments qui vous font vous sentir bien. Il existe plusieurs régimes qui incorporent des aliments nutritifs de manière simple. Ces régimes comprennent le régime Adkins, qui est un régime à faible teneur en glucides et à perte de poids rapide, et le régime Paleo, qui se concentre sur les aliments entiers non transformés. Certaines personnes pensent qu'une alimentation saine est une tâche difficile, mais la meilleure façon de le voir est une opportunité créative pour une peau plus maigre et en meilleure santé!

Aliments à manger

Vous l'avez peut-être déjà recueilli à partir des informations ci-dessus, mais choisir des aliments entiers qui n'ont pas été transformés est le meilleur plan d'action. Méfiez-vous des choses qui viennent dans l'emballage, même si l'emballage indique que le produit est diététique. Il est également important d'obtenir tous les nutriments dont vous avez besoin. La liste ci-dessous se développe sur la nourriture que vous devriez manger pour conserver cette silhouette sexy!

- **Huiles végétales** - huile d'olive, huile d'avocat, huile de noix de coco et autres huiles végétales

- **Produits laitiers** - fromage cottage, yaourt grec et lait
- **Viandes maigres** - volaille et poisson
- **Grains entiers** - blé entier, riz brun, avoine coupée en acier et quinoa
- **Fruits entiers** - pommes, oranges, bananes, pamplemousses et tout autre fruit entier que vous appréciez
- **Noix** - noix, noix de cajou, amandes et pacanes
- **Graines** - graines de tournesol, de chanvre, de chia et de citrouille
- **Haricots** - pois chiches, haricots noirs, haricots rouges, lentilles et haricots rouges
- **Légumes** - Carottes, concombres, avocat, tomate, céleri, courge, épinards, chou frisé, pois, oignons, choux de Bruxelles, patates douces, maïs et poivrons.

Combien vous devriez manger

Une fois que vous avez déterminé votre apport calorique quotidien, il est temps de réfléchir à la quantité que vous devriez manger et en quoi cela devrait consister. S'en tenir aux groupes d'aliments mentionnés ci-dessus est la première étape de vos repas quotidiens, mais quelle quantité de chaque catégorie devriez-vous consommer sur une période de 24 heures? Vous voulez être rassasié après avoir mangé mais pas farci, et vous ne voulez pas avoir faim. L'équilibre se situe quelque part au milieu. Une bonne règle de base est de diviser votre assiette en trois sections. La plus grande section doit être réservée aux légumes. Les légumes frais devraient constituer le plus grand pourcentage de vos repas. La deuxième plus grande section devrait être constituée de grains entiers et de protéines saines. La plus petite section de votre assiette doit être constituée de fruits. Lorsque vous préparez un repas, pensez à son apparence dans votre assiette. Pour être jolie, vous devez manger jolie. Vous devriez viser des repas colorés qui fournissent beaucoup de vitamines et de minéraux. Essayez d'éviter de grandes quantités de sel et de sucre et profitez des saveurs naturelles d'une alimentation saine et saine.

Éviter de trop manger

La chose la plus importante à garder à l'esprit lorsque vous mangez sainement est d'élaborer une stratégie pour ne pas trop manger. Pour éviter de trop manger, choisissez des portions plus petites et mâchez lentement. Soyez conscient de ce que ressent votre corps lorsque vous mangez afin que lorsque vous êtes rassasié, vous sachiez quand vous arrêter. Éliminez les distractions telles que la télévision et les médias sociaux pendant les repas pour vous aider à manger en pleine conscience.

Mangez et préparez vos repas à la maison. Cela revient à planifier votre repas afin que vous ne vous retrouviez pas coincé sans une option saine. La restauration rapide et les restaurants ont tendance à donner de plus grosses portions et plus de calories que ce que nous nous préparerions à la maison.

Prenez votre petit-déjeuner même si vous ne le souhaitez pas. Sauter le petit-déjeuner a la réputation d'être un bon moyen de réduire les calories, mais ce n'est pas le cas. Prendre un petit-déjeuner sain est le meilleur moyen de niveler votre glycémie et de relancer votre métabolisme. Sans oublier que lorsque vous ne prenez pas de petit-déjeuner, vous avez encore plus faim en milieu de journée, ce qui entraînera une suralimentation.

État d'esprit en matière d'alimentation saine

Au lieu de vous concentrer uniquement sur la nourriture que vous êtes et n'êtes pas censé manger, concentrez-vous sur la raison pour laquelle vous voulez perdre du poids. Développez un mantra qui détaille votre décision de devenir plus sain et plus mince et intégrez cette pensée dans la construction de vos habitudes saines. Soyez compatissant et gentil avec vous-même, même si vous n'avez pas l'impression d'avoir fait un excellent travail. La négativité conduira à vomir les mains et à céder à la bonté interdite des glucides et du sucre. Dites-vous que vous voulez manger sainement, pas que vous devez manger sainement. Prenez la décision de réfléchir au désir de choisir des ingrédients sains en raison de la façon dont ils vous font ressentir.

Faites confiance à votre corps et faites attention à ce qu'il vous dit. Cherchez-vous les Cheetos quand vous voulez vraiment vous reposer? Avez-vous envie de ce brownie au chocolat alors que vous voulez vraiment de l'amour et de l'affection? En intégrant des habitudes saines, apprenez à ralentir et à respirer. Une fois que vous aurez pris le temps de faire une pause et de remettre en question ces signaux corporels, vous commencerez à trouver la vraie signification derrière eux. Cela ouvre la porte à une compréhension approfondie de la meilleure façon de combattre vos envies et vos déclencheurs.

Sois patient. Mettre une limite de temps sur vos objectifs de perte de poids ne fera que le rendre beaucoup plus difficile à atteindre. Fixer un objectif à long terme et l'encercler en rouge sur le calendrier est contre-productif. Saisissez chaque jour comme une opportunité pour être meilleur et faire mieux, et voyez chaque succès quotidien comme quelque chose dont vous pouvez être fier. Essayer de contrôler chaque aspect de votre changement de style de vie ne fait que créer un piège à l'échec. Vous n'avez pas pris tout votre poids en une semaine et vous ne perdrez pas tout votre poids en une semaine. Ne vous mettez pas de pression inutile en développant un style de vie strict qui ne fera que vous ennuyer et vous inciter à vous égarer. Soyez compréhensif et, plus important encore, suivez le courant.

Chapitre 7: Préparation des repas

Poulet au miel et à la moutarde

Ingrédients:

- 1 cuillère basilic séché
- 1/2 cuillère Miel
- 1/2 cuillère moutarde préparée
- poivre et sel au goût
- 1 cuillère paprika
- 1/2 cuillère À thé persil séché
- 6 demi-poitrines de poulet désossées et sans peau

Comment préparer:

1. Préchauffez le four à 175 degrés C (350 degrés F).
2. Frottez le sel et le poivre sur les poitrines de poulet et placez-les dans un plat allant au four de 9 x 13 pouces légèrement graissé.
3. Mélangez le persil, le paprika, le basilic, la moutarde et le miel, jusqu'à ce qu'ils soient bien mélangés. La moitié de ce mélange doit être versée et brossée sur le poulet.
4. Cuire les poitrines de poulet enrobées 30 minutes au four. Retournez le poulet lorsqu'il est doré et avec la moitié restante du mélange de moutarde au miel, badigeonner à nouveau le poulet.
5. Poursuivez la cuisson jusqu'à ce que le poulet soit doré et bien cuit.
6. Laisser refroidir 10 minutes avant de servir.

Filet de porc à la mijoteuse

Ingrédients:

- poivre noir (fraîchement moulu) au goût
- 3 cuillères à soupe. sauce soja
- 3 cuillères à soupe. ail émincé)
- 3/4 tasse vin rouge
- 1 tasse eau
- 1 2 livres. filet de porc
- 1 1 oz. mélange de soupe à l'oignon sec enveloppe

Comment préparer:

1. Avec le mélange pour soupe à l'oignon, placez le porc dans la mijoteuse.
2. Versez dessus la sauce soja, l'eau et le vin. Retournez le porc plusieurs fois pour vous assurer qu'il est bien enrobé.
3. Étalez doucement l'ail sur le porc, essayez de le laisser surtout sur le dessus.
4. Ajoutez le poivre. Faites cuire à couvert pendant 4 heures à feu doux.
5. Ajoutez des gouttes lorsque vous servez.

Légumes grillés

Ingrédients:

- 1 petite courge musquée
- 2 poivrons rouges
- 1 patate douce
- 1 cuillère à soupe. thym frais haché
- poivre noir (fraîchement moulu) et sel au goût
- 3 pommes de terre Yukon Gold
- 1/4 tasse huile d'olive
- 2 cuillères à soupe. romarin frais (haché)
- 1 oignon rouge
- 2 cuillères à soupe. vinaigre balsamique

Comment préparer:

1. Préchauffez le four à 245 degrés C (475 degrés F)
2. Pelez, coupez en cubes et couper les légumes en dés.
3. Mélangez les poivrons rouges, les pommes de terre Yukon, la courge, les poivrons rouges doux et la pomme de terre. Ajoutez l'oignon rouge au mélange en brisant ses couches en morceaux.
4. Mélangez le vinaigre, le romarin, le sel, le poivre et le thym dans un petit bol. Remuez les légumes jusqu'à ce qu'ils soient enrobés du mélange. Puis, sur une rôtissoire, répartissez-les uniformément.
5. Rôtir les légumes de 35 à 40 minutes au four, en remuant toutes les quelques minutes jusqu'à ce qu'ils soient dorés et cuits.

Tacos au poisson

Ingrédients:

- 1 œuf
- 1 tasse Bière
- 1 cuillère levure
- 1/2 cuillère à thé sel
- 2 cuillères à soupe. fécule de maïs
- 1 tasse farine tout usage
- 1 citron vert (pressé)
- 1/2 cuillère à thé cumin (moulu)
- 1 piment jalapeno (émincé)
- 1/2 cuillère Mayonnaise
- 1 litre d'huile pour la friture
- 1/2 tasse Yaourt nature
- 1/2 cuillère thé origan (séché)
- 1 cuillère câpres (émincées)
- 1/2 cuillère à thé aneth (séché)
- 1 cuillère poivre de Cayenne (moulu)
- 1/2 chou moyen (râpé)
- 1 12 oz. paquct de tortillas de maïs
- 1 lb de filets de morue, coupés en portions de 2 à 3 oz.

Comment préparer:

Pâte à bière:

1. Mélangez la fécule de maïs, la levure chimique, le sel et la farine, puis ajoutez la bière, l'œuf. Ajouter la farine dans le mélange en remuant rapidement, quelques grumeaux conviennent.

Sauce blanche:

1. Mélangez la mayonnaise et le yogourt. Ajoutez progressivement le jus de lime - la consistance sera un peu liquide. Incorporer l'aneth, le jalapeno, les câpres, l'origan, le poivre de Cayenne et le cumin.
2. Dans une friteuse, chauffez l'huile à 190 degrés C (375 degrés F).
3. Paner légèrement les morceaux de poisson avec de la farine. Trempez-le un par un dans la pâte et faites cuire jusqu'à ce qu'il soit doré et croustillant. Égouttez les filets sur du papier absorbant.
4. Faites frire légèrement les tortillas, évitez qu'elles soient croustillantes.
5. Dans une tortilla, ajoutez du chou râpé puis placez le poisson dessus. Arroser de sauce blanche.

Soupe aux lentilles

Ingrédients:

- 2 carottes (coupées en cubes)
- 2 tasse lentilles sèches
- 2 branches de céleri (hachées)
- 1/4 tasse huile d'olive
- 2 gousses d'ail (émincées)
- 1 14,5 oz. boîte de tomates concassées
- 1 cuillère basilic (séché)
- 8 tasse eau
- 1/2 tasse épinards (tranchés finement)
- poivre noir et sel au goût

Comment préparer:

1. Faites chauffer l'huile sur la cuisinière, à feu moyen. Incorporer le céleri, les carottes et les oignons. Cuire jusqu'à ce que les oignons soient translucides.
2. Faire sauter l'origan, l'ail, le basilic et le laurier pendant quelques minutes.
3. Incorporez les lentilles, puis ajouter les tomates et l'eau. Laissez bouillir.
4. Laissez mijoter à feu doux pendant au moins une heure.
5. Ajoutez les épinards, juste assez pour qu'ils flétrissent, puis servir immédiatement.
6. Incorporez le poivre, le vinaigre et le sel selon votre goût, et plus ou moins de vinaigre si désiré.

Coupes de pain de viande végétarienne à la dinde

Ingrédients:

- 1 lb de dinde extra maigre (hachée)
- 1 poivron rouge (haché)
- 1 œuf
- 2 tasse courgettes (hachées)
- 1/2 tasse couscous non cuit
- 1 1/2 tasse Oignons émincés)
- 1/2 tasse sauce barbecue, ou au besoin
- 2 cuillères à soupe. sauce Worcestershire
- 1 cuillère à soupe. moutarde de Dijon

Comment préparer:

1. Préchauffez le four à 200 degrés C (400 degrés F)
2. À l'aide d'un aérosol de cuisson, graisser 20 moules à muffins.
3. Dans un robot culinaire, ajoutez les courgettes, le poivron rouge et les oignons. Traitez jusqu'à ce qu'ils soient finement hachés et NON liquéfiés. Mettre le mélange dans un bol et ajouter le couscous, l'œuf, la sauce Worcestershire, la dinde hachée et la moutarde de Dijon. Mélanger jusqu'à ce qu'il soit bien incorporé.
4. Versez le mélange de pain de viande dans chaque moule à muffins, en le remplissant d'environ 3/4. Enduire une cuillère à café de sauce barbecue sur le dessus.
5. Cuire au four environ 20 minutes ou jusqu'à ce que le jus soit clair.
6. laissez refroidir 5 minutes avant de servir.

Soupe poulet et nouilles de grand-mère

Ingrédients:

- 2 1/2 cuillère nouilles aux œufs larges
- 3 cuillère viande de poulet cuite (coupée en dés)
- 12 cuillère bouillon de poulet
- 1 cuillère huile végétale
- 1 cuillère Assaisonnement de volaille
- 1 1/2 cuillère sel
- 1/4 cuillère eau
- 1 cuillère céleri (haché)
- 1 cuillère oignon (haché)
- 1/3 c. fécule de maïs

Comment préparer:

1. Préparez une casserole d'eau légèrement salée; laissez bouillir sur la cuisinière.
2. Ajoutez l'huile et les nouilles aux œufs. Laissez cuire jusqu'à ce qu'il soit tendre. Égoutter et rincer sous l'eau courante froide.
3. Mélangez le sel, l'assaisonnement pour volaille et le bouillon dans une grande casserole. Laisser bouillir. Ajoutez l'oignon et le céleri. Couvrir et laisser mijoter à feu doux pendant 15 minutes.
4. Mélangez l'eau et la fécule de maïs dans un petit bol, jusqu'à ce que la fécule de maïs soit complètement dissoute.
5. En remuant constamment la soupe, ajoutez le mélange de fécule de maïs. Ajoutez le poulet et les nouilles. Cuire jusqu'à ce que le tout soit bien chaud.

Pâtes au poulet et aux asperges

Ingrédients:

- 1 paquet de 16 oz. Penne
- 2 moitiés de poitrine de poulet, sans peau et désossées (coupées en cubes)
- 1 gousse d'ail (tranchée finement)
- 1 bouquet d'asperges fines (tranchées en diagonale)
- 5 cuillères à soupe. huile d'olive (divisée)
- 1/4 tasse parmesan
- 1/2 tasse bouillon de poulet faible en sodium
- Poivre, ail en poudre et sel au goût

Comment préparer:

1. Préparez une grande casserole d'eau légèrement salée; porter à ébullition sur la cuisinière.
2. Ajoutez les pennes et cuire jusqu'à ce qu'elles soient tendres, mais aussi fermes sous la dent (environ 5 à 8 minutes). Égoutter et réserver.
3. Dans une grande poêle, chauffer 3 cuillères à soupe d'huile d'olive à feu moyen-vif. Ajouter le poulet. Assaisonner de poivre, d'ail en poudre et de sel. Cuire jusqu'à ce que le poulet soit doré et bien cuit. Réserver, égoutter l'huile sur du papier absorbant.
4. Ajoutez le bouillon de poulet dans la poêle. Incorporer l'ail, les asperges, le sel, le poivre et l'ail en poudre. Mettez le couvercle et faites cuire jusqu'à ce que les asperges soient juste tendres, environ 6 à 8 minutes. Remettez le poulet dans la poêle. Cuire jusqu'à ce que le tout soit bien chaud.

5. Mélangez la sauce et les pâtes. Laisser refroidir 5 minutes avant de servir. Incorporer 2 cuillères à soupe d'huile d'olive, puis garnir de parmesan.

Pâtes au poulet à la grecque

Ingrédients:

- 1 lb de poitrine de poulet, sans peau et désossée (en cubes)
- 1/2 cuillère oignon rouge (haché)
- 1 boîte de 14 oz. coeurs d'artichaut marinés (égouttés et hachés)
- 1 paquet de 16 oz. pâtes linguine
- 1 cuillère à soupe. huile d'olive
- 2 gousses d'ail (écrasées)
- 2 citrons pour la garniture (en coin)
- 2 cuillères à soupe. jus de citron
- 1 grosse tomate (hachée)
- 2 tasse origan (séché)
- 1/2 tasse fromage feta (émietté)
- 3 cuillères à soupe. persil frais (haché)
- poivre et sel au goût

Comment préparer:

1. Préparez une grande casserole d'eau légèrement salée; porter à ébullition sur la cuisinière.
2. Ajoutez les pennes et cuire jusqu'à ce qu'elles soient tendres, mais aussi fermes sous la dent (environ 5 à 8 minutes). Égoutter et réserver.

3. Dans une grande poêle, chauffer l'huile d'olive à feu moyen-vif. Faire sauter l'ail et l'oignon jusqu'à ce qu'ils soient parfumés. Ajouter le poulet, cuire jusqu'à ce que le jus soit clair et que le poulet soit bien cuit et doré.
4. Réduisez le feu à moyen-doux. Incorporez les pâtes cuites, les cœurs d'artichaut, la tomate, l'origan, le jus de citron, le persil et le fromage feta. Cuire jusqu'à ce que le tout soit bien chaud.
5. Retirez du feu, assaisonner de poivre et de sel. Garnir de quartiers de citron.

Chili aux haricots noirs

Ingrédients:

- 1 lb de dinde (hachée)
- 1 oignon (coupé en cubes)
- 1 cuillère à soupe. huile végétale
- 1 14,5 oz. boîte de tomates concassées
- 3 15 onces. boîtes de haricots noirs (ne pas égoutter)
- 2 gousses d'ail (émincées)
- 1 1/2 tasse poudre de chili
- 1 cuillère à soupe. origan (séché)
- 1 cuillère à soupe. feuilles de basilic (séchées)
- 1 cuillère à soupe. Vinaigre de vin rouge

Comment préparer:

1. Dans une grande casserole, chauffer l'huile à feu moyen.
2. Faire sauter l'ail et l'oignon, cuire jusqu'à ce que les oignons soient translucides.
3. Ajoutez la dinde, faire sauter jusqu'à ce qu'elle soit bien cuite et dorée.
4. Incorporez les tomates, les haricots, l'origan, la poudre de chili, le vinaigre et le basilic.
5. Mettez le couvercle dessus et laissez mijoter à feu doux pendant 1 heure ou plus, jusqu'à ce que les saveurs soient bien mélangées.

Pita à la feta et aux épinards

Ingrédients:

- 4 champignons frais (tranchés)
- 6 pains pita de blé entier de 6 pouces
- 2 tomates Roma (prune) (hachées)
- 1 6 oz. Pesto de tomates séchées au soleil
- 1 bouquet d'épinards (hachés)
- 2 cuillères à soupe. Fromage parmesan (râpé)
- 3 cuillères à soupe. huile d'olive
- 1/2 tasse fromage feta (émietté)
- poivre noir moulu au goût

Comment préparer:

1. Préchauffez le four à 175 degrés C (350 degrés F).
2. Badigeonnez le pesto de tomates d'un côté de chaque pain pita. Placez-les sur une plaque à pâtisserie, côté pesto vers le haut.
3. Garnir les pitas des champignons, des épinards, des tomates, du parmesan et du fromage feta. Arroser d'huile d'olive et saupoudrer de poivre.
4. Cuire au four jusqu'à ce que le pain pita soit croustillant. Couper en quatre.

Casserole de courgettes et pommes de terre

Ingrédients:

- 4 pommes de terre moyennes, (pelées et coupées en gros morceaux)
- 2 courgettes moyennes (coupées en gros morceaux)
- 1 poivron rouge moyen (haché)
- 1 gousse d'ail (tranchée)
- 1/2 tasse chapelure
- 1/4 tasse huile d'olive
- poivre noir moulu et sel au goût
- paprika au goût

Comment préparer:

1. Préchauffez le four à 200 degrés C (400 degrés F).
2. Mélangez les pommes de terre, le poivron rouge, les courgettes, la chapelure, l'huile d'olive et l'ail. Assaisonner de poivre, sel et paprika.
3. Faites-le cuire au four pendant une heure. Mélangez de temps en temps jusqu'à ce que les pommes de terre soient légèrement dorées et tendres.

Taboulé

Ingrédients:

- 2 tasse eau
- 1 tasse quinoa
- 2 carottes (râpées)
- 1 concombre (coupé en cubes)
- 3 tomates (coupées en cubes)
- 1 tasse persil frais (haché)
- 2 bouquets d'oignons verts (coupés en cubes)
- 1/4 tasse huile d'olive
- 1/2 cuillère à thé sel de mer
- 1/4 tasse jus de citron
- 1 pincée de sel

Comment préparer:

1. Dans une casserole, porter l'eau à ébullition. Ajoutez une pincée de sel et le quinoa. Mettez le feu à doux, mettez un couvercle dessus et laissez mijoter pendant 15 minutes. Laisser refroidir, puis gonfler avec une fourchette.
2. Mélangez le sel de mer, l'huile d'olive, le concombre, les tomates, le jus de citron, les oignons verts, le persil et les carottes dans un grand bol. Incorporer le quinoa refroidi.

Chapitre 8: Que boire

Comment les boissons peuvent-elles vous aider à perdre du poids?

Manger sainement et faire de l'exercice sont les deux aspects les plus essentiels pour avoir un ventre plat, mais vous pouvez leur donner un coup de pouce supplémentaire en les associant à de saines habitudes de consommation. Certaines boissons présentent une multitude d'avantages pour la santé qui peuvent vous faire sentir et ressembler à une toute nouvelle personne. Aucune des boissons énumérées ci-dessous n'est transformée ou riche en sucre. Comme toujours, l'approche la plus naturelle est la plus bénéfique pour atteindre vos objectifs de mise en forme. Que les boissons stimulent votre métabolisme ou vous permettent de perdre du poids en eau, vous devriez envisager de les ajouter à votre nouveau style de vie!

Eau

L'eau peut être la boisson la plus importante à consommer, non seulement lorsque vous atteignez le corps parfait, mais tout le temps. L'eau aide votre corps à fonctionner correctement en hydratant vos organes au niveau moléculaire. Sans eau, votre corps ne fonctionne pas correctement. La déshydratation peut causer du stress à votre corps et affecter la quantité de graisse que vous brûlez en ralentissant votre métabolisme pour économiser de l'énergie. L'eau est également un coupe-faim naturel. Comme vous le savez, lorsque l'estomac est plein, il envoie des messages à votre cerveau pour lui dire que vous n'avez pas faim.

Lorsque vous buvez de l'eau, cela prend de la place dans votre ventre, ce qui vous fait vous sentir rassasié avec littéralement aucune des calories. Parfois, votre corps peut vous dire que vous avez faim alors que vous avez réellement soif. Si vous avez faim juste après un repas, ou si vous savez que vous ne devriez pas mourir de faim, boire de l'eau doit en prendre soin.

Comme mentionné précédemment, l'eau peut aider votre corps à brûler des calories en stimulant votre métabolisme. Une étude montre que les personnes qui ont bu 500 ml d'eau froide ou à température ambiante ont brûlé 3% de calories de plus qu'elles ne le feraient habituellement 2 heures après avoir bu de l'eau. Cela est particulièrement vrai si vous buvez de l'eau glacée, car votre corps brûle des calories pour chauffer l'eau à la température du corps.

Rester hydraté garantit que votre corps peut éliminer efficacement les déchets. L'eau permet à vos reins d'éliminer les toxines tout en conservant les électrolytes et les nutriments. Si le corps est déshydraté, les reins retiennent le liquide pour tenter de se réhydrater. Lorsque vous n'avez pas assez d'eau, vous pouvez devenir constipé, ce qui vous fait vous sentir gonflé et plein. Cela peut ajouter n'importe où d'un pouce à trois pouces à votre taille. Boire beaucoup d'eau peut vous éviter de retenir votre taille et d'ajouter des kilos en trop à votre taille.

Thé vert

Le thé vert est devenu très populaire dans la communauté de la santé au cours des dernières années, et pour une bonne raison. Cette boisson miracle contient un grand nombre d'antioxydants appelés catéchines. Les catéchines sont connues pour réhydrater rapidement le corps tout en brûlant la graisse du ventre tenace.

Pour ce faire, ils augmentent la libération de graisse par les cellules graisseuses tout en augmentant le potentiel de combustion des graisses de votre foie. Le thé vert a également des propriétés anti-inflammatoires. S'il est ingéré régulièrement, il peut compenser l'inflammation dans le ventre et arrêter la prise de poids lente. Plusieurs études ont conclu que boire du thé vert sur une base régulière peut aider à réduire votre taille moyenne et à renforcer votre système immunitaire.

Vinaigre de cidre de pomme

Même s'il sent moins qu'appétissant, le vinaigre de cidre de pomme (VCP) est en fait connu pour sa capacité à aider à perdre du poids et à atteindre les objectifs de remise en forme. Le VCP agit comme un stimulant biliaire et permet au niveau de pH dans la muqueuse de l'estomac de s'équilibrer. Cette boisson peu orthodoxe peut supprimer votre appétit et aider à éliminer les déchets de votre corps. Essayez de mélanger de l'eau tiède avec une cuillère pleine de vinaigre de cidre de pomme et buvez-la tôt le matin, à jeun pour voir les effets étonnants.

Thé à la menthe poivrée

Le thé à la menthe poivrée n'est pas seulement une boisson estivale rafraîchissante, mais aussi un outil pratique utilisé pour aider à perdre du poids. Boire du thé à la menthe poivrée garantit que votre corps digère les aliments rapidement et efficacement. Il aide à soulager les ballonnements liés à l'accumulation de graisse dans la région abdominale. Les ballonnements peuvent être causés par des aliments mal digérés, ce que le thé à la menthe poivrée empêche. Le thé à la menthe poivrée prévient et réduit également les brûlures d'estomac, aide à un sommeil réparateur et garde votre peau d'apparence et de sensation incroyable. Essayez d'incorporer du thé à la menthe poivrée dans votre routine pour donner un coup de pouce à votre bien-être général!

Cannelle

Comme vous le savez, manger des aliments épicés peut augmenter votre métabolisme, car ils font augmenter la température de votre corps. Ce processus s'appelle la thermogenèse, c'est ainsi que vos cellules créent de l'énergie à partir des aliments que nous mangeons et la transforment en chaleur. La même chose se produit lorsque vous ingérez de la cannelle. Les antioxydants de cette épice miracle ont des propriétés anti-inflammatoires, qui aident à réduire la graisse du ventre sous forme de ballonnements et de constipation. Vous pouvez ajouter de la cannelle à une bouteille d'eau pour la rendre plus appétissante ou vous pouvez la prendre avec votre café du matin. Quoi qu'il en soit, la cannelle est une façon savoureuse de garder votre alimentation sur la bonne voie pour un ventre plat parfait.

Café

Certains d'entre vous seront peut-être soulagés de trouver cet aliment de base du matin sur la liste. Si vous ne pouvez pas fonctionner sans votre tasse de Joe dès le matin, alors vous avez de la chance. Le café noir est connu pour fournir une longue liste d'avantages pour la santé qui découlent de sa teneur en caféine. Ces avantages pour la santé comprennent une aide à la perte de poids en convertissant les graisses en énergie. Si vous cherchez à le changer, le café vert est connu pour augmenter la perte de graisse encore plus que son frère plus sombre. Le café vert est un café en grains qui n'a pas été torréfié. Le café vert est particulièrement riche en acide chlorogénique, dont il a été prouvé qu'il accélère votre métabolisme et traite votre corps avec une bonne dose d'antioxydants. L'astuce pour permettre au café d'aider votre alimentation est d'éviter le sucre et la crème. Bien que savoureux, ce complément est riche en calories et en matières grasses, ce qui influence directement la capacité du café à réduire les graisses de votre milieu.

Chapitre 9: Travailler avec votre métabolisme

Qu'est-ce que le métabolisme?

La définition du dictionnaire du métabolisme est le processus chimique qui se produit dans tous les organismes vivants afin de maintenir la vie. En d'autres termes, le métabolisme est la façon dont notre corps transforme les aliments que nous mangeons en énergie. Au cours de ce processus biochimique, les calories sont combinées à l'oxygène afin de libérer l'énergie dont nous avons besoin pour mener à bien notre vie quotidienne. Il existe deux fonctions distinctes du métabolisme: le catabolisme et l'anabolisme. Le catabolisme est défini comme la libération d'énergie à partir de calories et l'anabolisme est défini comme la création et le stockage d'énergie à partir de calories. Tous les aspects du métabolisme sont contrôlés par le système endocrinien, qui est en charge d'innombrables fonctions corporelles telles que la régulation de l'humeur, les fonctions de reproduction et la croissance des tissus cellulaires. Même s'il n'est pas possible de contrôler complètement votre métabolisme, il est possible de l'influencer en utilisant trois méthodes clés: la nourriture que vous mangez, la quantité de nourriture que vous mangez et la quantité d'exercice que vous faites chaque jour.

Nous connaissons tous quelqu'un qui semble être capable de manger ce qu'il veut sans jamais gagner une livre. Nous attribuons généralement cela à leur métabolisme rapide et les envions d'être si chanceux, mais avoir un métabolisme rapide n'est en fait qu'un mythe. Votre âge, votre sexe, votre alimentation, votre niveau d'activité et votre génétique déterminent votre taux métabolique. Les chances que tous ces aspects s'alignent parfaitement pour donner à quelqu'un un corps parfait et sans effort sont irréalistes. Le secret de leur succès n'a rien à voir avec leur chance et tout à voir avec leur équilibre. Les personnes qui semblent avoir un métabolisme rapide sont probablement déjà maigres, très actives et dorment beaucoup chaque nuit. Comme la plupart des choses, il n'y a pas de solution magique à un métabolisme qui vous sera bénéfique. Il faut de l'attention et du dévouement pour entraîner votre métabolisme à adhérer à vos besoins et à ne pas travailler contre vous. Ne te décourage pas. Avec de la pratique et des essais et erreurs, vous pourriez doubler votre taux métabolique en un rien de temps. Un énorme avantage pour comprendre votre métabolisme est que le changer semble beaucoup plus réalisable.

Âge et métabolisme

Vous avez peut-être entendu des gens dire qu'ils ne peuvent pas manger comme leurs plus jeunes. Vous avez peut-être même entendu quelqu'un vous dire que vos habitudes alimentaires rattraperaient votre métabolisme. Malheureusement, l'âge joue un rôle important dans le taux métabolique. En vieillissant, votre métabolisme ralentit. Cela rend plus facile la prise de poids et difficile de le perdre. L'activité physique a tendance à ralentir avec l'âge, de sorte que la quantité d'énergie que vous brûlez diminue. Lorsque votre niveau d'activité diminue, votre masse musculaire diminue également, ce qui fait que votre corps a besoin de moins de calories pour l'énergie. Même si vous pouvez devenir moins actif et plus lent à brûler des calories lorsque vous vieillissez, vous pouvez prendre plusieurs mesures pour stimuler votre métabolisme et obtenir ce ventre plat.

Manger pour booster votre métabolisme

La plupart des régimes vous obligent à compter les calories et à savoir combien vous en mangez par jour. Avec le métabolisme, ce n'est pas la quantité que vous mangez, mais ce que vous mangez. Le simple fait de prendre un petit-déjeuner peut augmenter votre métabolisme pendant une courte période. Cela est dû à l'effet thermique des aliments (ETA), qui est causé par l'énergie supplémentaire nécessaire pour absorber, digérer et traiter les nutriments contenus dans vos aliments. La meilleure façon de profiter pleinement de ce processus est de manger beaucoup de protéines. En effet, les protéines provoquent la plus forte augmentation de l'ETA. Avoir une bonne dose de protéines dans votre repas peut augmenter votre taux métabolique de 15%. Lorsque vous comparez cela à 2% pour les graisses et 7% pour les glucides, il ne fait aucun doute que les protéines sont le super-héros d'un métabolisme puissant. Des études montrent que les individus consomment 440 calories de moins par jour alors que 30% de leur alimentation est composée de protéines. En effet, les protéines vous permettent de rester rassasié plus longtemps, ce qui facilite le maintien de votre déficit calorique. La consommation d'une grande quantité de viande maigre et de protéines végétales permet à votre corps de lutter contre la perte musculaire. Donc, obtenir suffisamment de protéines est essentiel pour toute personne qui subit une forte réduction de graisse, comme vous-même!

Les protéines ne sont pas le seul aliment à garder à l'esprit pour stimuler votre métabolisme; les aliments épicés peuvent également augmenter votre capacité à brûler les graisses. Les aliments épicés tels que les poivrons contiennent une substance connue sous le nom de capsaïcine. La capsaïcine est le composé utilisé pour produire la sensation de brûlure causée par la consommation d'épices. Même si la capsaïcine est un signe biologique pour dissuader les mammifères, y compris les humains, elle est excellente pour augmenter le taux métabolique au repos. Des études montrent que manger des poivrons à des doses supportables peut amener le corps à brûler jusqu'à 10 calories supplémentaires par repas. Même si vous ne pouvez pas compter uniquement sur la nourriture épicée pour perdre du poids, combinée à d'autres pratiques stimulant le métabolisme, elle peut offrir un avantage de perte de poids.

Pendant que vous êtes en train d'ajouter des aliments riches en protéines et des poivrons à votre alimentation, considérez combien de fois par jour vous aimeriez manger. La tradition de trois repas par jour pourrait freiner votre potentiel métabolique. Lorsque vous mangez de grandes quantités avec une longue période de temps entre les deux, votre métabolisme ralentit pour préserver votre énergie. Manger une collation ou un petit repas toutes les 3 à 4 heures permettra à votre métabolisme de rationaliser et de brûler plus de calories que si vous ne mangiez qu'au petit-déjeuner, au déjeuner et au dîner. Des études montrent que les personnes qui grignotent ont souvent moins faim et mangent moins aux repas. Manger plus fréquemment a tendance à avoir un impact positif sur plus que la simple réduction des calories. Une collation saine peut en fait stabiliser la glycémie. Les petits repas contiennent moins de glucose que leurs homologues plus gros. Cela fait augmenter votre glycémie à un rythme beaucoup plus lent, ce qui maintient les niveaux de cortisol bas et la faim à distance. Ce type de régime est particulièrement bénéfique pour ceux qui souffrent de diabète ou d'hypoglycémie. Il est important de se rappeler de manger des collations saines, même si elles sont petites.

Boire pour booster votre métabolisme

La nourriture n'est pas la seule chose dans votre boîte à outils qui peut influencer votre métabolisme! Nous avons discuté de l'importance de supprimer les boissons sucrées de votre alimentation en raison de l'excès de calories. Ces calories vides affectent également votre taux métabolique simplement en augmentant le nombre de calories que vous consommez dans son ensemble. La solution simple est de boire de l'eau. L'eau n'a pas de calories et maintient votre corps hydraté. En fait, l'eau potable accélère temporairement le métabolisme et encore plus si l'eau que vous buvez est glacée. La recherche suggère que boire un demi-litre d'eau peut augmenter votre taux métabolique au repos de plus de 20% pendant environ une heure. Votre corps aura besoin d'encore plus d'énergie pour chauffer l'eau à la température corporelle, ce qui vous donnera un coup de pouce supplémentaire pour brûler les graisses. Essayez de boire un verre d'eau avant votre prochain repas pour ne pas avoir faim. Des études prouvent que les personnes en surpoids qui buvaient de l'eau avant de s'asseoir pour un repas perdaient 40% plus de poids que les personnes qui n'en avaient pas. Pensez à l'eau comme votre arme secrète à une taille fine.

Même si boire de l'eau est indispensable pour un ventre plat, il existe deux autres solutions pour s'hydrater et booster son métabolisme. Le premier des deux serait de boire du thé vert. Le thé vert est faible en calories. Donc, boire ce thé est bon pour la perte de poids et le maintien du poids. Le thé vert est connu pour convertir l'excès de graisse stocké dans le corps en acides gras libres. Cela augmente votre potentiel de combustion des graisses à plus de 15%. Il peut en fait augmenter votre taux métabolique de 5%. Le thé vert est un excellent moyen de mélanger votre routine de boissons. Ajoutez une petite quantité de vrai miel biologique pour courber votre gourmandise et stimuler votre métabolisme en même temps.

Le café est la deuxième solution à votre routine d'eau usée. La plupart d'entre nous ne peuvent pas vivre sans café malgré tout, mais saviez-vous que cela pourrait réellement stimuler votre métabolisme tout en vous donnant le coup de pouce supplémentaire pour commencer votre journée. Le secret de ce liquide miracle est la caféine. La caféine contenue dans le café noir peut en fait augmenter votre capacité à brûler les graisses de 10%. Plus vous perdez de poids, plus vous pouvez brûler de graisse en buvant du café. La recherche suggère que les personnes maigres qui buvaient du café augmentaient leur métabolisme du double de celui d'une personne obèse. Parlez de la boisson qui continue de donner!

Sommeil et métabolisme

De la même manière que le stress peut affecter votre objectif de perte de poids, vos habitudes de sommeil le peuvent aussi. Lorsque votre corps est privé de sommeil, cela augmente le niveau de cortisol. Cela envoie des signaux de faim à votre cerveau, ce qui vous pousse à avoir envie d'aliments réconfortants tels que les glucides et les graisses. Le manque de sommeil a été lié à une énorme augmentation de l'obésité en Amérique. Faire passer les envies à la vitesse supérieure n'est pas le seul revers d'une nuit sans sommeil. Lorsque votre corps est fatigué, votre glycémie et votre résistance à l'insuline montent en flèche, ce qui expose le corps à un risque plus élevé de développer un diabète. La chose la plus importante à retenir est d'aller se coucher. Reposez-vous suffisamment pour que votre corps soit en pleine forme pour perdre du poids et aplatir votre taille. Malheureusement, dormir 8 heures par nuit n'est pas toujours réaliste. La prochaine fois que vous souffrez d'une nuit moins que reposante, rappelez-vous que votre corps est stressé et qu'il voudra en consommer dix fois pour compenser le traumatisme.

Exercice et métabolisme

Vous devriez considérer votre voyage du ventre plat comme une échelle à deux faces (pardonnez le jeu de mots). D'un côté, vous avez votre régime alimentaire et de l'autre, votre programme d'exercices. Il faut un montant calculé des deux côtés pour obtenir du succès. Lorsque vous pensez influencer votre métabolisme, vous devez utiliser le même concept. Augmenter votre métabolisme avec l'activité physique peut être aussi simple que de vous lever davantage. C'est vrai! Quelque chose d'aussi simple que d'investir dans un bureau debout ou de faire de courtes pauses pendant vos heures de travail peut brûler 175 calories supplémentaires par jour!

Quand il s'agit d'augmenter votre métabolisme, vous voudrez faire plus que simplement vous lever. Les cellules musculaires nécessitent une quantité d'énergie exponentielle, ce qui signifie que plus vous avez de muscle, plus vous brûlez de calories même lorsque vous êtes au repos. La meilleure façon de gagner de la masse musculaire, même en suivant un régime, est de soulever des objets lourds. Le corps humain est très adaptatif, donc lorsque vous soulevez régulièrement des poids lourds, vos muscles se développent pour supporter le poids. Augmenter les kilos que vous soulevez entraînera une croissance de votre masse musculaire et une augmentation de votre métabolisme. Alors, saisissez chaque occasion pour vous mettre au banc, squat, soulevé de terre et ramer pour voir moins de graisse et plus de fabuleux!

Une fois que vous maîtrisez l'art de soulever des objets lourds, associez-le à l'entraînement par intervalles à haute intensité (HIIT) pour profiter pleinement de la façon dont l'exercice peut augmenter votre métabolisme. HIIT est un système d'exercice qui pousse votre corps à la limite et lui permet ensuite de se reposer, pour recommencer le processus. Semblable à la levée de poids, ce type d'exercice vous permet de brûler plus de graisse en augmentant votre fréquence cardiaque et en permettant à votre corps de s'adapter au niveau d'activité au fil du temps. C'est pourquoi courir pendant de courtes périodes s'est avéré meilleur pour le métabolisme que faire du jogging pendant de longues périodes. En fait, tout exercice intense que vous faites peut être fait en une fraction du temps avec de meilleurs résultats. Par exemple, si vous faites 1 minute complète de squats et 1 minute de repos encore et encore, vous verrez plus de résultats que si vous faites 3 séries de 10 squats sur une période de 20 minutes en raison de la façon dont votre rythme cardiaque augmente. Ainsi, non seulement les exercices HIIT vous feront gagner du temps, mais ils vous donneront également de meilleurs résultats. Cela est vrai quel que soit l'âge.

Chapitre 10: Cardio et musculation

Comprendre l'exercice

Rester physiquement actif est essentiel pour obtenir un ventre plat et maintenir votre santé globale. L'exercice est une activité qui nécessite un effort physique, dans le but d'améliorer ou de maintenir la santé et la forme physique. L'exercice peut aider à réduire votre risque de maladies graves telles que l'obésité, l'ostéoporose, les maladies cardiaques et certains cancers. Il est également bénéfique pour votre santé mentale, vous aidant à relâcher les tensions et à vous détendre. Pour perdre du poids, vous devez brûler plus de calories que vous n'en consommez. Vous pouvez le faire en adoptant une alimentation saine et en faisant de l'exercice régulièrement. Deux des meilleurs exercices à effectuer pour vous aider à avoir un ventre plat sont les exercices d'aérobie et la musculation. Combinez-les avec un faible apport calorique et vous aurez le corps de vos rêves avant de le savoir!

Exercice d'aérobie

Les exercices d'aérobie sont des exercices soutenus comme le jogging, la course à pied, la natation ou l'aviron, qui stimulent et renforcent les poumons et le cœur, tout en améliorant l'utilisation de l'oxygène par le corps. En termes simples, l'exercice aérobie est cardio. Des études montrent que le cardio est l'un des exercices les plus efficaces pour éliminer la graisse du ventre. Il est important de garder à l'esprit que la fréquence de votre cardio est plus importante que l'intensité. Les recherches suggèrent que les gens perdent plus de graisse dans toutes les zones de leur corps lorsqu'ils pratiquent des exercices d'aérobie pendant 500 minutes par semaine par rapport à ceux qui en font 300 minutes par semaine.

Cardio consiste à perdre du poids et non à développer de la masse musculaire. Il existe de nombreuses sources qui essaieront de vous convaincre que ces 500 craquements par jour ou la dernière et meilleure machine abdominale vous donnera un ventre plat, mais ce n'est pas le cas. Pour obtenir un ventre plat, vous devez retirer la couche de graisse qui recouvre vos muscles abdominaux. Cardio est la seule solution pour éliminer cette couche supplémentaire et heureusement, il est fantastique pour brûler des calories! Le truc du cardio est de faire pomper votre sang. Une fois que vous commencez à bouger et que votre fréquence cardiaque atteint votre zone cible (le nombre de battements par minute dont vous avez besoin pour brûler des calories), vous commencez à transpirer et à respirer plus fort. Au cours de ce processus, votre corps commence à brûler des calories. Vous brûlez plus de calories, plus vous travaillez dur et longtemps. Il est important de trouver un exercice d'aérobie que vous appréciez pour ne pas avoir l'impression que votre routine de conditionnement physique est une corvée. Même faire une marche rapide tous les jours vous aidera à brûler la graisse du ventre.

L'entraînement en force

Quelle que soit l'activité aérobie que vous choisissez, il est important de la combiner avec l'entraînement par intervalles à haute intensité (HIIT). Ce type d'exercice fait pomper votre sang tout en poussant vos muscles à leur limite. Soulever des poids renforce vos os et ajoute de la masse musculaire à votre corps. Avoir plus de masse musculaire vous permettra de brûler plus de calories pendant que vous êtes au repos. Le levage de charges lourdes est également connu pour augmenter les niveaux d'énergie ainsi que l'estime de soi. Même si la musculation n'affecte pas directement votre abdomen, lorsque la graisse dans vos muscles diminue, vous paraîtrez moins molle et plus tonique. Tonifier vos muscles avec un cardio régulier améliorera votre progression de la perte de poids, mais ne vous attendez pas à voir des résultats en travaillant uniquement sur vos abdominaux.

Il est important de se concentrer sur les principaux groupes musculaires dans tout le corps afin d'ajouter plus de masse musculaire. Les groupes importants sur lesquels se concentrer sont la poitrine, le dos, les hanches, les triceps, les biceps, les épaules, les fesses, les mollets, les cuisses et les avant-bras. Au fur et à mesure que vous travaillez pour développer ces groupes musculaires, votre corps aura besoin de plus de calories pour que votre métabolisme atteigne son potentiel le plus élevé. Cela signifie que la majorité de la nourriture saine que vous mangez servira à nourrir vos muscles en croissance et non à vos cellules graisseuses. Parallèlement à cela, votre cœur conditionné sera encore meilleur pour brûler des calories, vous offrant la combinaison parfaite pour perdre ces pouces.

Il est important de se rappeler que lorsque la graisse tombe de votre corps, votre ventre rétrécit également. Vous devriez considérer la graisse comme un organe qui s'étend dans tout le corps. Vous ne pouvez pas éliminer la graisse d'une partie de votre corps à la fois, sauf si vous utilisez une procédure médicale telle que la liposuccion. Au fur et à mesure que le pourcentage de graisse diminue, vous verrez les changements partout, y compris votre ventre. Cela ne signifie pas que vous ne devriez pas travailler vos abdominaux, même si vous devez être stratégique sur la façon dont vous le faites.

Faites toujours de l'exercice vos abdominaux à la fin de votre entraînement. Vous voulez faire cela parce que vous les utilisez indirectement pour tous les exercices que vous effectuez. Vos muscles abdominaux sont considérés comme des muscles stabilisateurs que vous devez utiliser pour garder votre forme parfaite tout en vous entraînant en force pour des résultats optimaux. Si vous vous concentrez sur vos muscles moyens pour la première étape de votre entraînement, ils seront trop fatigués pour maintenir votre forme pendant le reste de votre programme d'exercice. N'oubliez pas de travailler du plus gros groupe musculaire, comme les jambes, au plus petit groupe musculaire, comme les abdominaux.

Renforcer votre tronc est essentiel pour obtenir un ventre plat. La méthode éprouvée de craquements et de redressements assis est efficace pour renforcer votre tronc car elle fait travailler les plus gros muscles abdominaux chargés de fléchir la colonne vertébrale. Le même groupe musculaire comprime l'abdomen pour fournir une taille ajustée. Ce n'est pas le seul groupe musculaire à surveiller. Les obliques internes et externes reposent sur les côtés de l'abdomen et maintiennent tout ensemble. Vous utilisez ces muscles lorsque vous vous penchez sur le côté ou que vous vous tordez au niveau de la colonne vertébrale. Le travail de ces muscles est souvent important car ils compriment également l'abdomen. Pour obtenir des résultats optimaux en travaillant ces muscles, essayez d'ajouter une touche à vos craquements ou même à de petits haltères. Les abdominaux inférieurs sont situés sous les obliques à vos côtés. C'est un problème pour la plupart des femmes, en particulier après l'accouchement. Afin de renforcer ce groupe musculaire, concentrez-vous sur le soulèvement du bas du corps plutôt que du haut du corps avec des exercices tels que des levées de jambes.

À quoi faire attention

C'est une assurance commune pour vous d'avoir plus faim lorsque vous vous entraînez. Il est vrai que vous aurez besoin de plus de calories après avoir établi votre programme de remise en forme. Certaines personnes trouvent plus facile de surestimer le nombre de calories qu'elles ont brûlées, ce qui les pousse à trop manger. Il est important de se concentrer sur une alimentation saine à cette étape de votre voyage afin de pouvoir maintenir votre élan de perte de poids. Certaines personnes ont plus faim et veulent manger encore plus, tandis que d'autres ont une perte d'appétit après l'exercice. C'est ce qu'on appelle «l'anorexie à l'exercice», qui est liée à une diminution de l'hormone de la faim, la ghréline. L'effet de l'exercice sur votre appétit varie selon les individus.

Chapitre 11: Vue d'ensemble

Décider de changer de mode de vie pour devenir la personne que vous voulez être n'est jamais facile. Surtout lorsque vous êtes confronté à des défis que vous n'avez jamais rencontrés auparavant. Être en forme est une décision majeure, mais qui vous sera bénéfique tous les jours pour le reste de votre vie. Maintenant que vous êtes équipé des outils nécessaires pour commencer votre parcours de santé et de remise en forme, vous verrez les kilos commencer à chuter. Ne vous découragez pas si votre poids commence à se stabiliser ou s'il semble impossible de perdre le dernier pouce de graisse qui reste sur votre ventre.

Éliminer le poids indésirable ne sera pas toujours facile. En fait, il peut y avoir des jours où vous voudrez lever les mains, crier et arrêter de frustration. Il faut plus de 6 semaines pour vraiment profiter des bienfaits de votre nouveau style de vie. D'ici là, vous voudrez naviguer dans vos nouvelles habitudes avec un état d'esprit positif, en vous rappelant que tout le monde a du mal à s'adapter à une nouvelle routine au début. Vous aurez mal, vous serez fatigué et vous aurez très probablement un peu faim, mais tout cela en vaudra la peine lorsque vous pourrez vous regarder dans le miroir et voir la personne que vous avez toujours rêvé d'être. Les jours où vous avez envie de céder, n'oubliez pas d'être reconnaissant envers la nouvelle personne que vous devenez et tout le travail acharné que vous avez accompli. Vous voudrez être reconnaissant pour votre nouvelle énergie et votre confiance grandissante.

Maintenant que vous vous êtes engagé à travailler pour votre corps de rêve, sachez que votre ventre plat n'est pas une destination. Votre objectif de mise en forme doit être considéré comme un voyage continu qui vous met constamment au défi d'être meilleur. Considérez-vous comme une personne active, même si vous redoutez votre course de l'après-midi. Prenez la décision de marcher plus que de conduire. Recrutez un ami ou trouvez une personne qui est sur le même chemin que vous. Parfois, il est plus facile de se lever et de partir si vous savez que quelqu'un vous attend.

Soyez gentil avec vous-même. N'oubliez pas que même les athlètes olympiques ont des jours de repos pour permettre à leur corps de récupérer. Écoutez votre corps et n'ayez pas peur de prendre une journée de congé à la salle de sport ou de courir très lentement. Ces choses sont essentielles pour avoir un ventre plat et atteindre vos objectifs de mise en forme. Si vous surchargez votre corps, vous risquez d'endommager gravement vos muscles, ce qui rendra encore plus difficile d'arriver là où vous voulez être. N'ayez pas peur de changer votre routine à mesure que vous grandissez et changez. Rien ne reste jamais le même pour toujours et vos pratiques de bien-être ne le devraient pas non plus. La transition, bien que parfois difficile, fait partie intégrante de la croissance physique et mentale.

Avec les outils fournis dans les pages précédentes de ce livre, vous avez tout ce dont vous avez besoin pour manger sainement, vous entraîner dur et faire tourner les têtes où que vous alliez!

Conclusion

Merci de vous être rendu jusqu'à la fin de *Comment perdre de la graisse du ventre: un guide complet pour perdre du poids et obtenir un ventre plat.* Espérons qu'il a été instructif et capable de vous fournir tous les outils dont vous avez besoin pour atteindre vos objectifs de mise en forme!

La prochaine étape consiste à mettre des actions à des mots et à travailler pour le ventre plat parfait!